DE L'INFLUENCE
DE L'ÉMÉTIQUE.

DE L'INFLUENCE
DE L'ÉMÉTIQUE
SUR
L'HOMME ET LES ANIMAUX;

Mémoire lu à la première Classe de l'Institut de France, le 23 août 1813;

Par M. MAGENDIE,

Docteur Médecin de la Faculté de Paris, Prosecteur à la même Faculté, Professeur d'Anatomie, de Physiologie; des Sociétés Anatomique, Philomatique, Médicale d'Emulation, etc.;

Et suivi du Rapport fait à la Classe par MM. Cuvier, Humboldt, Pinel et Percy.

A PARIS,

Chez CROCHARD, Libraire, rue de l'École de Médecine, n° 3.

1813.

DE L'IMPRIMERIE DE FEUGUERAY,
rue Pierre-Sarrazin, n° 11.

DE L'INFLUENCE
DE L'ÉMÉTIQUE

SUR

L'HOMME ET LES ANIMAUX.

C'est en 1631 que l'alchimiste Adrien de Mynsicht découvrit l'émétique.

Fabriqué d'abord d'une façon tout-à-fait arbitraire et le plus souvent vicieuse, ce médicament ne fut employé que clandestinement par des médecins ou des empiriques rebelles à la décision de la Faculté de Paris et à l'arrêt du Parlement, qui, pendant un siècle, proscrivirent de la matière médicale l'antimoine et toutes ses préparations.

On rapporte que Louis XIV, encore mineur, fut une des premières personnes auxquelles on administra avec succès l'émétique; il est du moins certain que le roi, après avoir pris un vomitif antimonié, fut guéri d'une maladie très-inquiétante , et que depuis cet instant les préparations antimoniales furent en grand crédit à la cour (1).

Cependant ce ne fut qu'en 1666 , année fameuse par la fondation de l'Académie des Sciences, que les préparations antimoniales furent réhabilitées, et que l'émétique commença à devenir d'un usage général.

Depuis cette époque , les chimistes et les médecins se sont occupés , les uns à déterminer le procédé le plus sûr et le plus avantageux pour fabriquer l'émétique , les autres de préciser les cas où ce médicament doit être employé, ainsi que le mode de son administration. Des deux côtés, le but a été atteint : on sait maintenant dans toute l'Europe quelles sont les vertus de l'émétique , avec quelles substances il ne faut point le mettre en contact si l'on veut qu'il conserve ces mêmes vertus, dans quelles circonstances il faut l'administrer, et quelle modification il faut lui faire subir pour mettre en jeu telle ou telle de ses pro-

____

(1) Louis XIV fut aussi un des premiers auxquels on fit l'opération de la fistule par la méthode de l'incision. Il est remarquable que ce grand roi dut deux fois la vie à des moyens curatifs dont l'efficacité n'étoit pas encore reconnue.

priétés. On sait aussi, et même d'une manière encore plus précise, comment on doit préparer l'émétique, quelles précautions il ne faut pas omettre pour qu'il soit toujours le même, et si l'on rencontre encore trop souvent dans le commerce des substances qui portent le nom d'émétique sans en avoir les propriétés, il ne faut s'en prendre qu'à la grossière ignorance de certains droguistes ou à la négligence coupable de quelques pharmaciens.

La Classe n'ignore pas que ce sont principalement les travaux de plusieurs de ses membres qui ont amené ces heureux résultats.

Sous le rapport chimique, et sous le rapport de son emploi en médecine, l'émétique est donc en général assez bien connu; il n'en est pas de même de l'émétique considéré sous le point de vue physiologique. Personne, jusqu'à présent, n'a fait de ce médicament le sujet d'une suite de recherches expérimentales un peu étendues, et pourtant l'émétique, envisagé sous ce rapport, pourroit conduire à la solution de questions d'un haut intérêt pour la médecine. Ainsi, dans un rapport fait récemment à la Classe, et dont je me glorifie d'avoir été l'occasion, MM. les Commissaires ont mis en question si l'émétique, administré à la

manière ordinaire et dans la vue de produire
le vomissement, agissoit sur l'estomac. Un
semblable doute, élevé il y a quelques années,
auroit passé pour un vrai paradoxe médical;
aujourd'hui c'est une conséquence rigoureuse
du progrès de la science, et l'un des points les
plus intéressans dont puisse s'occuper le phy-
siologiste. Ce problême n'est pas le seul qu'on
puisse proposer dans le moment actuel, relativement à l'émétique; il en est plusieurs
autres qui s'offrent naturellement à l'esprit,
et dont la solution pourroit agrandir le do-
maine de la physiologie, et perfectionner
l'emploi journalier que la médecine fait de
l'émétique.

Une suite d'expériences faites dans l'intention d'éclaircir l'histoire physiologique du tartre stibié ne pouvoit donc manquer d'être de
quelque intérêt.

J'ai adopté ce sujet de recherches depuis
plusieurs années; ce sera la matière de plusieurs mémoires que je me propose de pré-
senter successivement à la Classe.

Celui que j'ai l'honneur de lui soumettre
aujourd'hui a pour objet principal de déterminer si l'émétique porté dans l'estomac, mais
à une dose supérieure à celle que l'on prescrit

habituellement, peut devenir un poison et causer la mort (1).

Si, pour s'éclairer sur cette question, on consulte les traités de matière médicale, on y lit que l'émétique, porté à la dose de six ou huit grains, occasionne des accidens très-graves, et qui sont encore plus dangereux lorsque la dose d'émétique surpasse celle que nous venons d'indiquer. Si l'on ouvre les livres de médecine légale, on y voit l'émétique rangé parmi les poisons qui peuvent promptement donner la mort. « Données à grande dose, » dit M. Fodéré dans son Traité de Médecine » légale, les préparations antimoniales, y com-» pris l'émétique, produisent des déjections » énormes de haut et de bas, accompagnées » de douleurs atroces, de convulsions, de » dyspnée, d'hémorragies, de gonflemens de » bas-ventre, enfin de l'inflammation, éro-» sion et gangrène du ventricule et des intes-» tins, qui se terminent par la mort (2) ».

---

(1) On voit que je ne m'occupe point ici des cas où l'émétique, administré hors de propos, occasionne des accidens.

(2) C'est une idée fort accréditée dans le monde, que l'émétique est une substance très-dangereuse. On rencontre souvent des malades qui, par ce motif, refusent

Quand l'on se rappelle ensuite les précautions avec lesquelles on administre l'émétique
dans la pratique journalière de la médecine ,
et celles qui sont prises dans les pharmacies
pour la vente de ce médicament , on est bien
tenté de croire que l'émétique , donné à une
dose un peu forte, est susceptible de devenir un
poison., et que l'opinion générale qui le con-
sidère comme tel dans cette circonstance est
réellement fondée.

Mais nous lisons , dans la cinquante-neu-
vième lettre de Morgagni (1) , qu'un homme
croyant prendre deux gros de crême de tartre,
prit deux gros d'émétique, et qu'il en fut quitte
pour vomir à plusieurs reprises et pour quelques douleurs dans la région de l'estomac ,
comme cela arrive souvent après le vomissement excité à la manière ordinaire.

Les Actes des Curieux de la nature et plusieurs autres ouvrages de médecins observa-

---

formellement d'en prendre, même en lavage ; des familles entières sont persuadées que son emploi a toujours des suites fâcheuses, et chaque année on entend
raconter la fin tragique de personnes mortes, dit-on ,
pour avoir pris de l'émétique.

(1) *Lib. IV, art. XII, de Sedib. et Causis Mor-
bor. , etc.*

teurs, contiennent des histoires analogues à celle que je viens de rapporter d'après Morgagni.

Ces exemples ne sont pas très-rares à Paris, et probablement il doit en être de même dans toutes les grandes villes. En voici la raison : on tolère dans les pharmacies la vente d'un, de deux et même de trois grains d'émétique, sur la simple demande de l'acheteur et sans qu'il soit muni d'une ordonnance de médecin. Les personnes dont le dessein est de s'empoisonner vont dans vingt ou trente pharmacies, prennent dans chacune deux ou trois grains d'émétique, et s'en procurent de cette manière la quantité qu'ils croient suffisante pour mettre leur projet à exécution.

Il est peu de médecins placés à la tête des grands hôpitaux qui n'aient observé quelques cas de cette espèce. M. le professeur Pinel m'a dit en avoir vu plusieurs sur des femmes mélancoliques de la Salpêtrière. Les médecins préposés pour les empoisonnemens en voient fréquemment.

J'ai recueilli un assez grand nombre d'observations de ce genre.

Je vais en citer quelques unes.

Pendant l'été de l'an 11, on apporta à l'hô-

pital Saint-Louis un homme d'environ 5o ans :
il éprouvoit des vomissemens assez intenses,
occasionnés par dix-huit grains de tartre stibié qu'il venoit d'avaler dans un verre d'eau,
avec l'intention de se détruire. Une boisson
abondante d'eau mucilagineuse fut mise en
usage, et les vomissemens cessèrent presqu'aussitôt. Cet homme sortit de l'hôpital en
parfaite santé, deux jours après son accident.

Mademoiselle D...., âgée de 26 ans, fut
séduite par un homme qui, en lui ravissant
l'honneur, lui ravit aussi la santé, car il lui
communiqua une maladie vénérienne. Elle fut
tellement désespérée de ce double malheur,
qu'elle résolut de se donner la mort. En conséquence, au mois de septembre 1812, elle
prit en une seule fois, dans un verre d'eau
tiède, vingt-quatre grains d'émétique ; elle
eut des déjections et des vomissemens pénibles de matières muqueuses, mêlées de lé-
gères stries de sang, des douleurs assez fortes
dans la région épigastrique, et quelques mouvemens convulsifs. Un de mes confrères fut
appelé, et fit boire à la malade une dissolution
gommeuse, à laquelle on ajouta de l'eau de
fleurs d'oranger, ce qui calma bientôt les accidens.

Une femme robuste d'environ 40 ans, dans le dessein de se faire mourir, avala, le 2 avril de cette année, trente-deux grains d'émétique dissous dans un verre d'eau froide. Elle eut des vomissemens répétés qui se terminèrent d'eux-mêmes et sans aucun secours. Un médecin, chargé le lendemain par le Commissaire de police de constater son état, la trouva tranquille; elle se plaignoit seulement d'un peu de malaise à la région de l'estomac, encore étoit-il si foible, qu'elle desiroit prendre des alimens.

M. le docteur Breschet m'a communiqué l'histoire d'une femme qui avala, dans de la pulpe de pomme cuite, un gros d'émétique dans l'intention de commettre un suicide. La frayeur la saisit; elle déclare qu'elle est empoisonnée; on la transporte aussitôt à l'hôpital Saint-Antoine. Au bout de quelque temps, elle rejette, en vomissant, la pulpe de pomme cuite, où l'on voit aisément une quantité d'émétique en rapport avec celle qu'elle disoit avoir avalée. Cette femme n'éprouva point d'autre accident.

« Un Juif avoit acheté une once de tartre stibié au lieu d'une once de crême de tartre soluble; il mit une partie de cette substance dans de la tisane de chicorée sauvage, et il en prit un verre le matin à jeun.

» J'estimai qu'il y avoit environ vingt grains de tartrite antimonié de potasse dans ce verre de tisane.

» Peu d'instans après l'avoir avalé, des douleurs dans la région de l'estomac se firent sentir : elles allèrent en augmentant et amenèrent même des syncopes ; puis il survint des vomissemens excessifs de matières bilieuses. Quand j'arrivai, les vomissemens se succédoient avec une rapidité effrayante. Le malade commençoit à se plaindre de coliques abdominales ; elles devinrent bientôt violentes ; des déjections alvines avoient lieu sans cesse ; elles étoient aqueuses et très-abondantes. Le pouls étoit petit et concentré, la figure pâle ; il y avoit prostration des forces ; des crampes très-douloureuses dans les jambes se répétoient à chaque minute : c'étoit le symptôme dont le malade se plaignoit le plus.

» Je lui ordonnai une légère décoction de guimauve pour boisson, et des lavemens émolliens. J'avois commencé par lui faire prendre quelques tasses de décoction de quinquina et deux lavemens faits avec cette même substance ; de temps à autre on lui donnoit une potion opiacée : ce dernier médicament parut lui être très-utile.

» L'irritation que cette grande dose de tartre stibié causa sur la surface alimentaire produisit un ensemble de symptômes que je comparai à un *cholera-morbus*. Cet état de maladie ne dura que cinq ou six heures; à cette époque les accidens se calmèrent. Le soir, le malade ne se plaignoit plus que d'une grande foiblesse. Les jours suivans, il étoit tourmenté par des digestions pénibles; ces accidens secondaires cédèrent facilement à l'emploi d'une légère infusion de camomille romaine et de feuilles d'oranger, et de dix à douze grains de thériaque pris avant chaque repas (1). »

« Une jeune femme de Rouen étoit parvenue à se procurer une dose de trente grains d'émétique, en les achetant isolément chez divers pharmaciens : elle les prit en une seule fois. Bientôt elle fut atteinte de violens vomissemens, pour lesquels on appela un médecin avec lequel j'allai la visiter : il ordonna seulement une infusion de quinquina, malgré laquelle les vomissemens durèrent jusqu'au soir;

----

(1) Observation communiquée par M. le docteur Barbier, d'Amiens.

mais le surlendemain tous les accidens étoient calmés ; il n'y avoit plus qu'un peu de foiblesse (1). »

« M. N★**, âgé de 43 ans, résolu de se détruire, alla demander de l'arsenic chez divers pharmaciens qui le lui refusèrent : sans changer de résolution , il se détermina à s'empoisonner avec l'émétique. Quand il en eut rassemblé environ vingt-sept grains pris dans diverses boutiques , il entra dans un café , demanda un verre d'eau sucrée , et fit dissoudre cette quantité d'émétique dans le tiers du liquide qu'il avala.

» Il sortit aussitôt, mais à peine avoit-il fait vingt pas , qu'il sentit une chaleur brûlante à la région épigastrique , accompagnée de mouvemens convulsifs et de perte de connoissance ; on le transporta dans cet état à l'Hôtel-Dieu dix minutes environ après l'accident.

» Revenu un peu à lui-même, il fit écarter les assistans , et avoua , à la religieuse de la salle et à moi , qu'il s'étoit empoisonné avec l'émétique, en demandant avec instance du papier

____

(1) Observation communiquée par M. Cloquet, prosecteur à la Faculté de Médecine de Paris.

pour écrire à sa femme et à ses enfans : on
ne lui accorda ce qu'il demandoit qu'à condition qu'il boiroit la tisane qu'on alloit lui
apporter.

» Nous lui fîmes donner aussitôt trois pots
d'une forte décoction de quinquina qu'il but
dans l'espace d'une heure et demie environ.

» Il est à remarquer qu'au moment de son
arrivée, la peau étoit froide et gluante à la tête
et aux extrémités, la respiration un peu courte,
le pouls petit et concentré, la région épigastrique un peu gonflée et douloureuse; il y avoit
un hoquet assez fréquent, mais point de vomissement.

» La plupart de ces symptômes diminuèrent
d'intensité dès les premiers verres de décoction
de quinquina qu'il but; deux heures après il
fut à la selle copieusement; il y fut cinq fois
dans l'espace de trois heures; il sua ensuite
considérablement, et changea deux ou trois
fois de chemise.

» A neuf heures du soir, sa femme et ses
enfans, dont la présence avoit produit chez le
malade les plus tendres émotions, le rame-
nèrent chez lui dans une voiture.

» Il continua la nuit une foible décoction de
quinquina unie aux mucilagineux; néanmoins

2

le lendemain il y eut plusieurs vomissemens dans la matinée ; il succéda une gastrite qui dura plusieurs jours. Un mois après, il éprouvoit encore de loin en loin des picotemens dans la région épigastrique.

» Ce fait offre deux choses remarquables.

» 1°. L'absence du vomissement après avoir pris une si grande quantité d'émétique.

» 2°. L'espèce de dévoiement qui se manifesta après l'action de la décoction de quinquina : cet effet ressemble beaucoup à celui produit par le *bolus ad quartanas*, qui, comme on sait, est un mélange d'émétique et de quinquina ; cette combinaison se seroit-elle faite dans l'estomac ? tout porte à le croire (1). »

Mais le cas le plus extraordinaire en ce genre est celui qui m'a été communiqué par M. Lebreton, l'un des accoucheurs les plus distingués de la capitale.

La fille d'un épicier – droguiste de la rue Saint-Martin, dans un accès de chagrin d'amour, avala, après les avoir pesés, six gros d'émétique ; M. Lebreton père, appelé environ

____

(1) Observation communiquée par M. le docteur Serres.

une demi-heure après, fit boire à cette fille un grand verre d'huile ; elle vomit presqu'aussitôt, et rejeta probablement tout l'émétique qu'elle avoit avalé, car le vomissement s'arrêta peu de temps après, et cette fille fut complètement quitte de tout accident : elle est maintenant mariée et en bonne santé, et peut garantir l'exactitude de ce que je viens de rapporter.

Dans certains cas d'apoplexie, de paralysie, de manie, où l'on croit très-urgent que les malades vomissent, les médecins sortent de la réserve avec laquelle ils donnent habituellement le tartre stibié ; il n'est pas rare d'en voir en ces occasions porter la dose jusqu'à douze et quinze grains. Il n'y a pas long-temps que, dans une circonstance de cette nature, j'ai donné l'émétique à une dose beaucoup plus forte.

M. *** fut frappé d'une apoplexie sanguine dans le courant de l'hiver dernier : lorsque j'arrivai, je trouvai près de lui un officier de santé du voisinage qui avoit déjà mis en usage différens moyens, entr'autres, il avoit fait avaler au malade douze grains d'émétique. Le malade n'offroit aucun signe d'envie de vomir. Je conseillai de donner de nouvelles doses d'émé-

tique : la quantité totale fut trente-six grains
que le malade prit en une heure et demie. Le
vomissement arriva ; il ne fut point très-in-
tense ; la maladie eut une terminaison heu-
reuse , et suivit la marche ordinaire. M. *** ne
ressentit point d'effets fâcheux de la dose d'é-
métique dont on avoit fait usage. Il est maintenant en bonne santé.

Enfin nous pourrions nous appuyer de la
pratique des médecins italiens , que, dans le
monde médical, on nomme en ce moment
Contre-stimulistes. Si on les croit, ils admi-
nistrent l'émétique à la dose d'un et deux gros
par jour, et cela dans les maladies les plus
graves. A cette dose, disent-ils, l'émétique
fait rarement vomir et ne cause aucun do-
mage, et pourtant l'émetique qu'ils emploient
est le même qu'ils conseillent à la quantité d'un
ou deux grains pour exciter le vomissement.

Nous nous abstiendrons de faire usage des
observations qu'ils rapportent à l'appui de leur
assertion. Quand on cherche de bonne foi la
vérité, il faut se garder de croire sur parole
(quelque confiance qu'ils inspirent d'ailleurs)
les sectateurs zélés et exclusifs de telle ou telle
doctrine. L'histoire des sectes , et les sectes
médicales ne font pas exception , permet

de suivre cette conduite sans être taxé d'un excès de sévérité.

En nous restreignant donc aux faits précédemment rapportés, on voit qu'ils pourroient faire tirer, relativement à l'émétique, une conséquence diamétralement opposée à la croyance générale.

Disons maintenant ce-que les expériences sur les animaux nous ont appris, et voyons en quoi elles confirment ou infirment les faits que je viens de faire connoître.

Tout le monde sait que, lorsqu'on a donné à un chien ou à un chat un, deux, ou même trois grains d'émétique, l'animal vomit et qu'il n'en résulte aucun inconvénient. Sous ce rapport, les chiens et les chats étant à-peu-près dans le même cas que l'homme, il étoit naturel de choisir ces animaux pour s'éclairer sur le sujet qui nous occupe. Sans entrer ici dans le détail des expériences, ce qui seroit tout-à-fait inutile, je ferai connoître les résultats que j'ai obtenus après avoir expérimenté sur plus de cinquante animaux.

Jusqu'à la dose d'un gros (4 grammes), les chiens adultes et de taille moyenne n'éprouvent que très-rarement de mauvais effets de la part de l'émétique, soit qu'on le leur fasse avaler en dissolution plus ou moins étendue, soit qu'on le leur donne en suspension dans l'eau, ou même en substance.

Les chats ne soutiennent pas une dose aussi forte : un demi-gros suffit le plus souvent pour causer des accidens graves, et quelquefois la mort.

En général, plus les animaux sont jeunes, moins on peut leur faire avaler de l'émétique sans inconvénient, de telle manière qu'un grain de cette substance donné à un chien ou à un chat âgé de moins d'un mois, suffit pour le faire périr : c'est au moins ce que j'ai le plus souvent observé.

Au-delà d'un gros, l'émétique administré aux chiens adultes, soit en substance, soit en dissolution, tantôt les fait périr en quelques heures, tantôt les conduit à la mort en quelques jours, et d'autres fois n'excite aucun accident. Dans ces expériences, j'ai plusieurs fois porté la dose d'émétique jusqu'à une demi-once.

La durée et l'intensité des vomissemens et des évacuations alvines ne m'ont point paru en rapport constant avec la dose d'émétique, mais bien avec la constitution de l'animal.

Toutes choses égales d'ailleurs, l'émétique en substance ou en dissolution concentrée agit avec plus d'énergie que l'émétique en dissolution plus ou moins étendue ; ce qui confirme ce que la pratique de la médecine fait en général voir tous les jours.

On conçoit aisément pourquoi l'émétique en substance a une action plus forte que l'émétique administré en suspension ou en dissolution. Mais pourquoi, lorsqu'il est administré de la même manière, à dose égale et à deux animaux de même espèce, de même âge et de même poids, fait-il périr l'un et ne cause-t-il aucun accident à l'autre ?

L'explication qui se présente d'abord, c'est que chez l'un une partie plus ou moins considérable d'émétique reste encore dans l'estomac lorsque le vomissement a cessé ; tandis que chez l'autre, la totalité ou la presque totalité du sel est rejetée hors du viscère dès les premiers efforts que fait l'animal pour vomir.

J'étois bien disposé à admettre cette explication, car j'avois remarqué que les animaux morts après avoir avalé une dose un peu forte d'émétique étoient justement ceux qui n'avoient point vomi, ou qui ne l'avoient fait qu'avec difficulté. Pour savoir jusqu'à quel point cette explication étoit valable, je fis l'expérience suivante :

Après avoir fait avaler à un chien six grains d'émétique en dissolution dans un demi-décilitre d'eau commune, je lui liai l'œsophage au col; l'animal fit de violens efforts pour vomir, et mourut au bout de deux heures de l'introduction de l'émétique dans l'estomac. J'ai répété cette expérience en variant les doses d'émétique, et j'ai reconnu qu'au-delà de quatre grains, les animaux périssent constamment : du moins je n'en ai vu aucun survivre.

Ce que l'on observe chez les individus qui, ayant pris une certaine quantité d'émétique, ne vomissent point ou vomissent peu, semble déposer en faveur de ce résultat.

Quoique cela soit un fait bien connu, j'en citerai cependant quelques exemples, ne fût-ce que pour mettre en évidence les rapports qui existent entre ce que l'on voit chez l'homme et ce qui arrive chez les animaux.

Il y a quelques années qu'une dame me fit demander : elle avoit un embarras gastrique; je lui prescrivis un grain d'émétique à prendre avec les précautions ordinaires. Elle le prit, mais elle en attendit vainement l'effet plus

d'une heure et demie. Alors elle-même elle en
envoya chercher deux autres grains qu'elle
prit à une demi-heure d'intervalle. Ce fut sans
plus de succès : elle n'éprouva pas même de
nausées. Elle n'eut aucune évacuation, mais
elle fut dans une agitation extrême; elle eut
des mouvemens convulsifs, une prostration
très-grande, des douleurs dans la poitrine et
l'abdomen. Je la vis dans cet état; elle me dit
alors se rappeler que, dans son enfance, on
avoit tenté plusieurs fois de la faire vomir par
l'émétique, qu'on n'y avoit jamais réussi, et
que ces tentatives l'avoient chaque fois rendue
très-malade. Je la visitai régulièrement pendant environ huit jours : elle n'eut durant ce
temps aucune évacuation qui parût dépendre
de l'action de l'émétique.

Je pourrois citer l'exemple d'un homme de
lettre et d'un jeune médecin, qui ont éprouvé
à-peu-près les mêmes effets pour avoir pris un
seul grain d'émétique.

Voici maintenant un autre exemple dans
lequel l'émétique a produit des accidens d'un
autre genre : c'est le malade lui-même qui
parle (1).

____

(1) Observation communiquée par M. Guersent,
docteur-médecin de la Faculté de Paris.

« Agé de trente ans, né avec un tempéra-
ment sanguin et bilieux, et marié depuis un
an, je jouissois d'une santé vigoureuse malgré
les excès de ma jeunesse, lorsque je fus appelé à Paris pour y occuper une place impor-
tante.

» Pendant un an que durèrent mes fonctions, je fus abreuvé d'amertume et de chagrins, et par suite ma santé fut sensiblement
altérée.

» Rentré dans mes foyers, je crus être atta-
qué d'une maladie du foie ; tous les matins ma
langue étoit très-sèche et même crevassée; mon
sommeil étoit pénible ; et lorsque immédiatement après mon lever je prenois un verre d'eau,
j'éprouvois quelquefois des rapports pleins de
bile. Je pensai qu'un vomitif étoit nécessaire,
et je m'y préparai par le petit-lait, la tisane et
la diète.

» Quatre grains d'émétique ne produisirent
aucun effet : il en fut de même de six grains que
j'envoyai chercher immédiatement, en faisant
demander au marchand s'il étoit certain de la
bonté de son émétique ; j'ajoutai de suite quatre
autres grains, et ces quatorze grains pris en
douze petits verres d'eau (moins que deux bou-
teilles) et en moins de deux heures de temps,

ne produisirent qu'un foible vomissement avec une légère teinture de bile.

» Dans l'après-midi, je fis environ trois selles de bile pure, et j'éprouvai pendant une d'elles une colique assez vive dans l'hypocondre gauche ; un léger ténesme se manifesta avec suintement à l'anus.

» Le soir, je mangeai un poisson au bleu, je dormis d'un sommeil profond et tranquille ; et le lendemain, à mon réveil, je trouvai ma langue et ma bouche dans un si bon état, que je me mis à la diète toute la journée, afin de prendre le lendemain une nouvelle dose d'émétique jusqu'à vomissement complet.

» En effet, dès le lendemain matin, je pris huit grains d'émétique dans six petits verres d'eau, c'est-à-dire moins d'une bouteille, en une heure de temps, et ce vomitif ne produisit aucun effet. Alors j'invitai mon épouse à m'en procurer vingt grains pour doubler la dose de l'avant-veille ; mais elle fut épouvantée de mon projet, et m'empêcha de prendre une plus grande quantité d'émétique. Je pris le parti de boire coup sur coup dix grandes tasses d'eau tiède, et cependant je ne pus vomir. Enfin, à l'aide de mes doigts plongés dans mon gosier, je parvins à rendre une très-foible partie de l'eau que je venois de prendre.

» Alors je renonçai au projet de me faire vomir; l'eau que j'avois prise coula par les urines, et je fis vers le soir deux ou trois selles de bile pure : je mangeai avec plaisir et appétit, un poisson au bleu avant de me coucher ; je dormis d'un sommeil profond et paisible pendant toute la nuit, et le lendemain ma bouche et ma langue, au lieu d'être sèches et crevassées, se trouvèrent fraîches et en bon état.

» Cependant, ce jour même, mon ténesme augmenta, et lorsque je fus à la selle, je m'aperçus que les déjections étoient couvertes de glaires et parsemées de bile en grumeaux, dont quelques morceaux, sans mélange d'autres matières, étoient de la grosseur d'une lentille.

» Ma déjection entièrement terminée, j'ai rendu sans douleur et sans le plus léger mélange, la quantité d'une petite assiétée de matière absolument semblable à du suif fondu qui commence à se figer (1); et pareil accident s'est

______

(1) J'ai très-souvent vu dans mes expériences la matière albumineuse dont parle l'auteur en cette observation : la comparaison qu'il en fait avec du suif qui commence à se figer me paroît assez bonne.

renouvelé chaque fois que je suis allé à la selle pendant huit à dix jours.

» Malgré l'exercice violent que j'étois dans l'habitude de prendre , j'étois fort gras ; mais à l'expiration de ces huit à dix jours , j'étois tombé dans un état de maigreur excessif ; la peau de mon ventre sembloit collée sur mes reins , et mon ténesme , qui seul me faisoit souffrir , donnoit lieu à un écoulement continuel, et ne me permettoit que très-difficilement de marcher ou de rester debout.

» Un médecin me conseilla les apéritifs; j'en fis usage pendant plusieurs mois, et ma santé ne s'améliora pas.

» Je n'avois point de dévoiement, mais les déjections n'étoient plus aussi bien qu'auparavant ; elles étoient toujours plus ou moins enduites de glaires , et le ténesme ainsi que l'écoulement blanchâtre par l'anus augmentoient au lieu de diminuer, etc. » Je supprime le détail des moyens que le malade a employés pendant trois ans pour reprendre sa santé primitive.

Quand l'émétique ne fait point vomir, quoiqu'on l'ait donné avec l'intention d'exciter le vomissement, il ne produit pas toujours des résultats aussi fâcheux; on voit fréquemment des personnes qui n'en éprouvent aucun effet sensible : il me seroit facile d'en citer des exemples tirés des auteurs ou même de ma pratique ; mais je préfère rapporter l'observation suivante, parce que plusieurs médecins peuvent en attester l'exactitude.

Une dame vint à Paris il n'y a pas long-temps pour se faire traiter d'une amaurose incomplète, mais qui faisoit des progrès assez rapides. M. Bayle, médecin de l'hôpital de la Charité, la soumit au traitement que conseille le savant Scarpa dans son ouvrage sur les maladies des yeux, traitement qui débute par trois grains d'émétique donnés pour exciter le vomissement, et où l'on continue de donner l'émétique chaque jour, mais à des doses plus foibles. Cette dame n'éprouva aucune évacuation par le premier traitement.

On l'y soumit de nouveau, et il en fut absolument de même : du reste, cette dame n'en éprouva non plus aucun mauvais effet.

Les auteurs que j'ai eu occasion de consulter, ne rapportent aucun exemple détaillé de personnes mortes pour avoir pris une dose trop forte d'émétique ; mais comme les écrits sur cette substance sont très-nombreux, je ne me flatte point de les avoir tous lus. Il se pourroit donc que des cas de cette espece se fussent rencontrés, les expériences que j'ai rapportées me paroissent rendre la chose probable.

M. le docteur Récamier m'a communiqué l'histoire d'un homme qui mourut après avoir pris une certaine quantité d'émétique ; mais après avoir réfléchi sur les symptômes que cet individu a offerts, et sur les altérations qu'a présentées le cadavre, je doute qu'on puisse rapporter sa mort à la seule action de l'émétique.

« Un homme de cinquante ans environ, d'une constitution forte, éprouve des chagrins domestiques, et conçoit le projet de s'empoisonner ; il se procure quarante grains d'émétique et les prend, un samedi matin, dans une petite quantité de véhicule. Il ne tarda pas à avoir des vomissemens, des selles fréquentes (superpurgation) et des convulsions, et entra à l'Hôtel-Dieu le dimanche au soir.

» Lundi matin, il se plaignit de douleurs violentes à l'épigastre qui étoit tendu ; il avoit peine à remuer la langue. Il se trouvoit dans un tel état, qu'on l'auroit pris pour un homme ivre. Il parloit seul ; son pouls étoit imperceptible. Dans la journée, le ventre se météorisa, l'épigastre se tuméfia considérablement et devint plus douloureux. Il survint dans l'a-

près-midi du délire ; le mardi, tous les accidens augmentèrent ; le soir, délire furieux ; les
convulsions s'y joignirent, et il mourut dans
la nuit.

Autopsie.

» Les membres très-roides et demi-fléchis ;
un liquide visqueux et blanc s'est écoulé par
la bouche quand on a remué le cadavre.

» Côté gauche de la tête : vers la partie anté-
rieure de l'hémisphère du cerveau, du même
côté, ossification de la dure-mère dans une
étendue circulaire d'environ un pouce et demi
de diamètre, opacité, épaisseur augmentée de
l'arachnoïde qui double la face supérieure des
deux hémisphères ; rougeur uniforme, inflammation récente de la portion de cette membrane qui revêt les lobes antérieurs du cerveau, plus apparentes du côté droit. Anfrac-
tuosités remplies d'un liquide séreux teint en
rouge et amassé en plus grande quantité à la
base du crâne ; substance cérébrale plus molle ;
ventricule gauche renfermant quatre ou cinq
cuillerées d'un liquide séreux, transparent et
incolore : le droit contenoit moins du même
liquide (1).

____

(1) Cette affection de l'arachnoïde, qui est évidem-

» Poitrine saine :

» Péritoine offrant généralement une teinte briquetée.

» Estomac et intestins distendus par des gaz.

» La membrane muqueuse de l'estomac, saine dans le grand cul-de-sac, mais rouge, tuméfiée, recouverte d'un enduit visqueux, facile à enlever dans tout le reste de son étendue ; celle du duodénum étoit dans le même état ; les autres intestins n'ont offert aucune altération ; ils ne contenoient pas la moindre quantité de matières fécales. »

Les observations rapportées plus haut et dans lesquelles on a vu des individus qui ont pris jusqu'à six gros d'émétique sans éprouver d'accidens graves, n'infirment point celle que je viens de rapporter en dernier lieu ; car, dans tous les cas, il y a eu des vomissemens répétés, et dans presque tous on a fait usage de moyens propres à les favoriser et à diminuer l'action du tartrate antimonié de potasse.

La conséquence générale qu'on peut déduire de tout ce que j'ai dit est telle qu'on pouvoit le prévoir par le simple raisonnement ; savoir,

---

ment ici la cause principale de la mort, peut-elle être attribuée à l'action de l'émétique ?

qu'un homme ou un animal pourra prendre sans danger une dose très-forte d'émétique, pourvu qu'il vomisse promptement après l'avoir prise, et qu'en vomissant il rejette à très-peu-près tout le sel qu'il avoit avalé. Dans le cas contraire, c'est-à-dire, si l'homme ou l'animal qui a pris l'émétique en grande quantité, ne vomit point ou vomit sans rejeter la plus grande partie de l'émétique qu'il a avalé, il pourra en résulter des accidens graves, et la mort : dans ce dernier cas, on auroit encore un semblable résultat, quand bien même la quantité d'émétique ne seroit point très-considérable.

Maintenant je vais m'occuper d'une question qui, je crois, n'est pas moins intéressante pour le médecin. L'émétique donné à forte dose et n'excitant qu'un vomissement incomplet, produit-il des accidens graves ou même la mort par son contact immédiat avec l'estomac ? ou bien ses effets délétères ne se manifestent-ils qu'après le transport du médicament dans le système circulatoire par la voie de l'absorption ? ou bien enfin ces deux causes agissent-elles de concert ?

Il est évident que, pour acquérir quelques données positives sur cet objet, il falloit d'a-

bord constater avec beaucoup de soin les effets
que produit l'émétique quand il est absorbé
dans un lieu quelconque de l'économie animale , pour ensuite comparer ses effets avec
ceux qu'il produit lorsqu'il est introduit à
dose égale dans la cavité de l'estomac : c'est
aussi la marche que j'ai suivie.

J'ai mis une quantité connue de dissolution
d'émétique, en rapport avec les diverses surfaces absorbantes de l'économie, principalement la membrane muqueuse de l'intestin
grêle et du gros intestin, les diverses mem-
branes séreuses, le péritoine, la plèvre ; j'en ai
injecté dans le tissu cellulaire, j'en ai introduit
jusque dans le tissu des organes, comme je l'a-
vois déjà fait pour un autre motif il y a quelques années avec M. Delille. Par-tout j'ai obtenu le même résultat : d'abord vomissement
et ensuite déjections alvines : dans certains
cas , j'ai vu celles-ci précéder le vomissement.

Une seule membrane absorbante fait exception à cette règle : c'est la plèvre : quand on y
porte une dissolution d'émétique , le vomissement n'est point produit, et très-rarement
les évacuations alvines : c'est au moins le résultat que j'ai obtenu dans plus de vingt expé-

fiences faites avec l'intention de constater cette singulière anomalie.

L'injection de l'émétique dans les veines, selon la méthode des médecins qui, peu de temps après la découverte de la circulation du sang, inventèrent la médecine infusoire, amène absolument les mêmes résultats, avec cette différence que les effets sont beaucoup plus prompts et plus intenses.

L'émétique absorbé dans un point quelconque de l'économie animale, ou bien injecté dans les veines, ne borne point son action à produire le vomissement et les déjections alvines; au bout d'un quart-d'heure, quelquefois plus tôt, quelquefois plus tard, une autre série de symptômes commence à se développer.

Je suppose qu'on injecte dans les veines d'un chien adulte et de taille moyenne six à huit grains d'émétique dissous dans trois onces d'eau, il y a d'abord des vomissemens et des déjections plus ou moins répétées ; puis il devient manifeste que l'animal a de la difficulté à respirer ; son pouls acquiert de la fréquence ; ensuite de légers tremblemens, semblables à ceux qui accompagnent les frissons, se montrent ; la respiration devient de plus en plus difficile , le pouls irrégulier et même intermittent ; la sécrétion de la salive devient plus considérable ; l'animal paroît inquiet , ne sait quelle attitude prendre ou conserver. Ces symptômes acquièrent beaucoup plus d'intensité, et la mort arrive dans les deux ou trois premières heures qui suivent l'absorption ou l'injection de l'émétique. En ouvrant le cadavre de l'animal, on reconnoît que le poumon est profondément altéré ; il a perdu sa couleur propre pour en prendre une orangée si l'animal est jeune, et violacée si l'animal est plus âgé. La crépitation particulière au tissu pulmonaire a presque complètement disparu ; quand on incise ce tissu, on le trouve gorgé de sang et comme hépatisé dans certains points, et fort analogue au parenchyme de la rate dans d'autres endroits.

La membrane muqueuse du canal intestinal, depuis le cardia jusqu'à l'extrémité du rectum, est rouge et fortement injectée ; elle a éprouvé évidemment un premier degré d'inflammation : l'estomac , le duodénum et le rectum sont les endroits qui paroissent plus particulièrement atteints.

Si au lieu de porter, par un moyen quelconque , huit grains d'émétique dans le système

sanguin, on y introduit douze ou dix-huit grains
de cette substance, la mort est beaucoup plus
prompte ; elle arrive ordinairement une demi-
heure après l'introduction de l'émétique : alors
le poumon seul offre des indices évidens de
l'action du tartrite antimonié de potasse.

Mais si on ne porte que quatre grains de tartre
stibié dans le système circulatoire, les accidens
se développent avec moins de promptitude et
d'intensité. Les animaux ne périssent que beaucoup plus tard ; il en est qui ne meurent qu'au
bout de vingt - quatre heures. L'examen de
leur cadavre présente de même une altération
du tissu pulmonaire, telle que nous l'avons dé-
crite, mais de plus une inflammation des plus
marquées de toute la membrane muqueuse du
canal intestinal , spécialement de celle qui revêt l'estomac , le premier des intestins grêles
et le rectum. Non-seulement l'inflammation
est annoncée par la couleur , l'injection et le
gonflement de la membrane , mais encore
par une couche albumineuse assez épaisse qui
règne dans toute l'étendue du canal intestinal ,
depuis le cardia jusqu'à l'extrémité du rectum.

Deux grains d'émétique injectés par les
veines ou absorbés , produisent en général les
mêmes phénomènes ; mais les animaux ne pé-

rissent ordinairement qu'au bout de deux ou trois jours. J'ai même vu des chiens supporter cette dose sans autres accidens qu'un malaise de peu de durée.

Un grain d'émétique injecté dans les veines ou absorbé, produit rarement des accidens; dans la plupart des cas, il n'excite pas même le vomissement; mais j'ai observé que si le lendemain du jour où l'on a injecté un premier grain d'émétique dans les veines on en injecte un second, l'animal périt constamment : dans cette circonstance le tissu pulmonaire paroît peu altéré, l'estomac et le duodénum sont les parties qui offrent les traces les plus manifestes de l'action de l'émétique.

Aucune autre partie de l'économie ne m'a paru éprouver de changement notable dans son tissu par l'action de l'émétique; le foie seul me laisse quelques doutes : il m'a semblé, dans certains cas, remarquer une altération sensible dans sa couleur et sa consistance; mais tant de circonstances peuvent influer sur les deux propriétés du foie, que je regarde cette observation comme loin d'être suffisamment concluante.

Tels sont les phénomènes qui succèdent à l'absorption de l'émétique dans un lieu quel-

conque de l'économie animale, ou à son injection dans les veines.

Il s'agit maintenant de voir quels sont les
effets qu'il produit quand il est introduit dans
l'estomac, et qu'on s'oppose au vomissement
par une ligature appliquée sur l'œsophage,
derrière la glande thyroïde.

Ces phénomènes sont absolument ceux que
je viens de décrire ; mais ils se développent
avec plus de lenteur. Sous ce rapport la différence est énorme si l'estomac est rempli d'alimens ; c'est aussi ce qui se voit pour d'autres
poisons qui n'agissent qu'après avoir été absorbés : la noix vomique, par exemple.

La même série de phénomènes se fait encore remarquer quand les animaux meurent
pour avoir avalé une forte dose d'émétique.

Il me paroît donc présumable que les accidens causés par une dose un peu considérable
d'émétique portée dans l'estomac, ne sont
point la suite de l'action directe du sel sur ce
viscère ; je serois plutôt tenté de croire que les
accidens dépendent de l'absorption de l'émétique et de son transport dans le système circulatoire.

Je suis loin de penser cependant que l'estomac soit insensible au contact de fortes doses.

d'émétique : je reviendrai sur ce point dans la suite de ce travail.

Les expériences que j'ai rapportées font voir avec quelle circonspection il faut mettre les malades à l'usage des frictions, des lotions, etc., faites avec des matières qui contiennent une grande proportion d'émétique, et combien ont été téméraires ces médecins qui, pour exciter un prompt vomissement, ont injecté dans les veines de l'homme des dissolutions de cette substance.

Je terminerai ce Mémoire par l'exposé de quelques expériences faites dans la vue de déterminer l'influence qu'ont les nerfs de la huitième paire sur l'inflammation qui se développe dans le poumon, à la suite de l'injection d'une certaine quantité d'émétique dans les veines.

Après avoir injecté dans la veine jugulaire d'un chien douze grains d'émétique, je lui coupai l'un des nerfs de la huitième paire : le chien, au lieu de mourir dans la demi-heure qui suivit l'injection, ne mourut qu'au bout de deux heures. J'ai plusieurs fois répété cette expérience avec les mêmes succès.

Je pensai alors que, puisque la section d'un des deux nerfs pneumo-gastriques prolon-

geoït la vie d'un animal empoisonné par l'émétique, la section des deux nerfs reculeroit encore le moment de la mort (1).

C'est ce que l'expérience a confirmé. Plusieurs animaux auxquels j'avois injecté douze
ou quinze grains d'émétique dans les veines, ne
sont morts que quatre heures après l'injection.

Pour rendre ce résultat plus frappant, je
prends trois animaux à-peu-près de même âge
et de même poids ; j'injecte dans les veines de
chacun douze grains d'émétique ; je coupe, à
l'un, la huitième paire d'un côté ; à l'autre, je
coupe les deux troncs nerveux, et sur le troisième je laisse ces nerfs intacts : le premier
qui meurt est celui auquel je n'ai point coupé
les nerfs ; le second est celui qui a une huitième paire coupée ; enfin le troisième est celui
chez qui les deux nerfs pneumo-gastriques sont
divisés ; en sorte que réellement un moyen de
prolonger la vie d'un animal empoisonné par

______

(1) Les chiens auxquels on coupe les nerfs de la huitième paire vivent ordinairement deux, trois et même
quatre jours. Il en est qui succombent quelque temps,
une heure, une demi-heure, par exemple, après la
section. Si l'on ignoroit cette circonstance, on pourroit
s'en laisser imposer en répétant les expériences que
nous rapportons.

une très-forte dose d'émétique, est de lui cou-
per les nerfs de la huitième paire.

Je crois que l'on peut conclure des observations et des expériences rapportées dans ce
Mémoire.

1°. Que l'émétique, donné à forte dose,
peut causer des accidens très-graves et même la
mort. Que si, dans certains cas assez fréquens,
les hommes et les animaux avalent sans de
graves inconvéniens de très-fortes doses d'émétique, cela tient à ce que ce sel est rejeté en totalité dès les premiers efforts de vomissement.

2°. Que l'action délétère de l'émétique se
manifeste particulièrement sur le tissu pulmonaire, et la membrane muqueuse qui tapisse
le canal intestinal, depuis le cardia jusqu'à
l'extrémité inférieure du rectum.

3°. Que dans le cas où l'émétique cause la
mort, il ne paroît pas que cela doive être attri-
bué exclusivement à l'action directe du sel sur
le viscère; qu'il est présumable au contraire
que les effets nuisibles sont produits après l'absorption du sel, et son transport dans le torrent de la circulation.

Dans un prochain Mémoire, je continuerai
à étudier l'émétique sous le point de vue physiologique et médical.

RAPPORT

Sur un Mémoire de M. Magendie, concernant l'Influence de l'Émétique sur l'Homme et les Animaux, fait à l'Institut Impérial de France, Classe des Sciences physiques et mathématiques.

Le Secrétaire perpétuel pour les Sciences physiques et mathématiques certifie que ce qui suit est extrait du procès-verbal de la séance du lundi 27 septembre 1813.

La Classe ayant entendu, à sa séance du 23 août dernier, la lecture qu'a faite M. Magendie, d'un Mémoire concernant l'influence de l'émétique sur l'homme et les animaux, a chargé MM. Cuvier, Pinel, Humboldt et moi, de lui faire un rapport sur cé nouveau travail de l'un de nos physiologistes les plus exercés et les plus industrieux dans l'art difficile des expériences sur le vivant.

Après avoir fait précédemment sur la cause du vomissement et sur son mécanisme étonnant, des recherches curieuses et savantes, aux résultats desquelles des contradictions mal dirigées n'ont servi qu'à donner plus de force et de fondement, M. Magendie s'est attaché dans son dernier Mémoire , à suivre dans ses effets ordinaires , et dans son action portée au plus haut degré , la substance qui est le plus communément employée à faire vomir , et que Sydenham mettoit à la tête des cinq moyens avec lesquels il prétendoit qu'on pourroit à la rigueur faire la médecine; nous voulons parler de l'émétique , et nous ne sommes plus au temps où ce mot seul faisoit frémir les familles , excitoit l'animadversion des lois , et soulevoit la plupart des médecins français pour qui il étoit pire qu'un anathême. Il est vrai qu'alors l'émétique, tel qu'on le préparoit, ne pouvoit être que d'un dangereux usage ; et c'est ce qui auroit dû excuser le Parlement et la Faculté de Médecine de Paris, de l'avoir proscrit et exclu de la classe des médicamens. Il consistoit presque par-tout en une certaine quantité de vin et d'eau qu'on laissoit séjourner plus ou moins de temps dans un vase de verre d'antimoine, lequel eût suffi seul, et sans jamais s'user , pour purger des villes entières et des armées , et l'on sent combien d'accidens, de catastrophes et d'alarmes devoit occasionner un pareil émétique , auquel d'ailleurs les gens de l'art qui s'en servoient ne recouroient que comme à une dernière ressource , ce qui l'avoit fait appeler *remedium in extremis*.

Cet abus existoit encore lorsque Gui Patin débuta dans l'exercice de la médecine. Nicolas Piètre, son maître, l'avoit à tel point prévenu contre l'antimoine, qu'il ne cessa, tant qu'il vécut, de déclamer contre ses préparations, et que celle d'Adrien Mynsicht, découverte en 1631, laquelle ressemble beaucoup à l'émétique usité de nos jours, ne put trouver grâce devant ce sceptique docteur. Patin passa sa vie à épier et à recueillir les faits propres à justifier son aveugle passion : c'est ce qu'il appeloit le martyrologe de l'antimoine. On sait les injures qu'il prodigua à Gueneau et à ceux de ses confrères qui, comme lui, employoient les vomitifs antimoniés ; mais ce qu'on ignore peut-être, c'est qu'étant devenu doyen de la Faculté, il fit tous ses efforts auprès du premier président de Lamoignon, pour faire revivre l'arrêt de 1566, et qu'il mourut avec le regret de n'avoir pu y réussir. Comment eût-il pu obtenir un si déplorable succès ? Valot avoit déterminé ses vieux collègues de la cour à donner l'émétique à Louis XIV, à peine adolescent, et le jeune prince, qui étoit depuis long-temps malade à Calais, fut redevable de sa guérison à l'efficacité de ce remède déjà connu

sous le nom de tartre stibié, et que le malin
et obstiné Patin affectoit d'appeler tartre sty-
gié, prétendant qu'il étoit aussi à craindre
que les eaux du Styx des rives duquel il devoit
nous être parvenu.

On ne peut nier que l'émétique n'ait fait
beaucoup de mal. C'est le sort des meilleures
choses, lorsqu'on en abuse ou qu'on ne sait
pas en user. Aussi les traités de matière médicale et ceux de médecine légale, après avoir
établi ses propriétés curatives, lorsqu'il est
donné à des doses modérées, le présentent-ils
comme un poison mortel lorsqu'il est pris
avec excès ; et voilà le point que M. Magendie
s'est proposé d'éclaircir dans la première partie de son Mémoire.

On croit assez généralement qu'une forte
dose d'émétique, même de celui qui est le
mieux préparé, peut et doit donner la mort ;
et les tribunaux ont retenti plus d'une fois
d'accusations basées sur le fait et la possibilité
de pareils empoisonnemens. Cette opinion
porte une foule d'individus dans les grandes
cités, à essayer de se détruire de cette manière,
qu'ils préfèrent à cause de la facilité qu'ils
trouvent à accumuler grain par grain, en al-
lant d'une pharmacie à l'autre, une grande

quantité d'émétique, tandis qu'un véritable poison ne leur seroit pas distribué ainsi.

De telles tentatives ont amené, en moins de deux années, dans les principaux hospices de Paris, environ soixante infortunés qui avoient cru pouvoir s'ôter la vie avec le tartrite antimonié de potasse, avalé jusqu'à la quantité de plusieurs gros. On y a vu venir aussi des personnes qui, par méprise et croyant avoir de la crême de tartre ou tout autre sel purgatif, avoient eu le malheur de boire d'énormes doses de cette substance vomitive.

M. Magendie rapporte, après en avoir été témoin, ou les ayant appris des médecins de ces hospices, les accidens quelquefois formidables, mais le plus souvent très-peu inquiétans qu'ont produits ces essais coupables et ces fâcheuses erreurs. Chez presque tous les sujets, il y a eu un sentiment de chaleur dévorante et de déchirement à la région épigastrique ; des alternatives de syncopes et d'agitations convulsives ont suivi de près ; un vomissement violent de matières jaunes, écumeuses et quelquefois mêlées de stries de sang, s'est déclaré ensuite et a eu lieu coup sur coup. Dans quelques cas, le vomissement a mis promptement fin à cette scène de douleur ; dans un seul il a été suivi de la mort : c'est à l'Hôtel-Dieu que cet événement s'est passé. Certains malades ont eu une espèce de *cholera-morbus*, ou des déjections abondantes et rapides par haut et par bas, avec de fréquentes défaillances et des crampes douloureuses aux jambes. Cet état n'a duré que quelques heures et n'a eu d'autres suites qu'une longue foiblesse, des dispositions aux spasmes et des digestions difficiles.

Une femme de quarante ans, très-robuste, ayant pris, dans le dessein de mourir, trente-deux grains d'émétique dissous dans un verre d'eau, en fut quitte pour quelques vomissemens, dont le premier fut très-abondant ; et dès le lendemain, s'étant réconciliée avec la vie, demanda des alimens.

La fille d'un droguiste de la rue Saint-Martin, ayant été contrariée dans ses inclinations, et voulant aussi se détruire, eut le même bonheur, quoiqu'elle eût avalé six gros de ce sel, pesés par elle au comptoir de son père.

Dans toutes ces occurences, on a retiré les plus grands avantages de l'huile, des décoctions mucilagineuses et surtout du quinquina, dont la chimie moderne nous a révélé les propriétés inappréciables pour arrêter le vomis-

sement , et neutraliser dans l'estomac là qua-
lité vomitive du tartrite antimonié de potasse.

Déjà Morgagni, et les auteurs des Actes des
Curieux de la nature , avoient cité des observations semblables à celles que nous venons
de retracer; mais il paroît qu'on y avoit fait trop
peu d'attention, et qu'on les avoit regardées
comme des cas particuliers qui ne pouvoient
devenir une règle générale.

On sait qu'il est des individus si peu *impres-
sionables*, que l'émétique, aux plus hautes
doses ; n'a aucune prise sur eux, et que chez
les paralytiques , les maniaques , les apoplec-
tiques, il faut l'administrer ainsi pour en obtenir quelques effets. On sait aussi que l'ipéca-
cuanha peut se prendre par once sans d'autres
inconvéniens que de consommer inutilement
un remède exotique devenu très-cher, lequel,
à six ou huit grains seulement, agit très-bien,
et dont tout l'excédent est rejeté par le premier vomissement, sans y avoir même con-
tribué.

Il en est à-peu-près de même des doses ex-
cessives de l'émétique, dont un ou deux grains
suffisent ordinairement pour faire complètement vomir. S'il en entre trente grains à-la-fois
dans l'estomac, et que le vomissement sur-

vienne à l'instant, le surplus est évacué sans avoir eu le temps d'agir; et c'est ce qui a sauvé, malgré eux, les individus qui ont tenté de s'empoisonner avec cette substance.

A ce compte, l'émétique ne devroit plus être regardé comme un poison absolu ; mais il faut bien se garder de lui attribuer une innocuité qu'il.est loin de posséder , et nous savons ce qu'on doit penser de l'usage abondant, et, selon nous, abusif, qu'on en fait depuis quelque temps, soit en frictions, soit en lotions, ce qui le rend presqu'aussi dangereux que si on l'avaloit ; soit par voie d'injection, afin , dit-on, de contrebalancer un *stimulus éloigné*, et de causer une *perturbation* salutaire.

Ainsi, la condition nécessaire pour prévenir les désordres, peut-être mortels, que des doses outrées d'émétique occasionneroient, c'est le vomissement subit , autrement la soustraction soudaine de l'excès de ces doses avant qu'il ait pu exercer ses ravages ; et, nous lé répétons, c'est heureusement ce qui arrive presque toujours avec l'émétique, dont la première impression est essentiellement vomitive ; tandis que dans l'intoxication par certains végétaux, et dans l'empoisonnement par des sels corro-

sifs qui n'ont pas cette propriété , le vomissement n'ayant pas lieu , ou ne survenant pas
d'abord , ces substances restent long-temps et
toutes entières dans l'estomac et les voies ali-
mentaires.

Cette condition déjà indiquée par la différence de l'état et du sort des malades qui ,
ayant pris des quantités exorbitantes d'émétique , avoient vomi aussitôt, ou n'avoient vomi
qu'un peu tard , ou n'avoient pu vomir , a
paru , à M. Magendie , mériter d'être confir-
mée par des expériences comparatives , et c'est
sur les chiens et les chats qu'il les a faites ,
parce que l'émétique, à toutes sortes de doses,
agit sur ces animaux de la même manière que
chez l'homme.

Deux ou trois grains d'émétique font vomir , sans leur nuire ensuite , les chiens et les
chats adultes. Un seul tue ceux qui ne sont
âgés que de quelques semaines. Chez les premiers , on peut s'élever à des quantités consi-
dérables sans les faire périr. M. Magendie en
a fait prendre jusqu'à une demi-once à-la-fois
à des chiens de médiocre taille , lesquels , après
la crise , restèrent en vie et redevinrent bien
portans.

Il est à remarquer que , donné en substance

ou en dissolution très-rapprochée , il agit avec infiniment plus d'énergie que quand il est étendu dans un véhicule copieux. Mais alors on peut le vomir plus tôt et plus complètement, comme il est arrivé l'an dernier à une femme qui , attentant à ses jours , en mêla un gros avec de la pulpe de pomme cuite, et vomit ce bol presqu'aussitôt qu'elle l'eut pris , ce qui trompa son condamnable projet, et dérangea à peine sa santé.

Au reste, la durée et l'activité des évacuations, ainsi que l'intensité des symptômes, dépendent moins de la dose de l'émétique que de la constitution du sujet, et c'est, pour le dire en passant, une considération que le médecin juriste ne doit jamais perdre de vue.

Parmi les animaux de même poids, et à-peu-près de même âge et de même force , auxquels on avoit fait avaler des doses extraordinaires, mais égales, de tartrite antimonié de potasse, quelques-uns ont péri en plus ou moins de temps, tandis que les autres ont survécu à ces périlleux essais. C'est que ceux-ci avoient vomi presque immédiatement après l'introduction du sel dans l'estomac, et que ceux-là n'avoient fait d'abord que d'inutiles efforts pour vomir , et n'avoient eu que des vomissemens tardifs.

M. Magendie voulant mettre hors de doute cette explication , fit les expériences suivantes qu'il a réitérées jusqu'à cinq fois de suite, en présence de l'un de vos commissaires qui a également assisté à toutes celles dont il est parlé dans son Mémoire. Il fit boire à un gros chien une dissolution de six grains d'émétique dans un demi-verre d'eau ; après quoi il découvrit l'œsophage et le lia derrière la glande thyroïde, afin d'ôter à ce liquide tout moyen de s'échapper de l'estomac : l'animal ne pouvant vomir , tomba mort au bout de deux heures. Trois autres chiens qui avoient pris une dose dix fois plus forte , et chez lesquels l'œsophage étoit resté libre, pour nous servir de terme de comparaison , vomirent assez vite , et ne parurent plus souffrir après le même laps de temps.

Aucun des chiens sur lesquels la communication de l'estomac et du pharynx avoit été interceptée par la ligature, après avoir avalé six grains d'émétique , n'a été sauvé ; et les doses de quatre , trois et deux grains n'en ont pas fait périr un seul malgré l'opération.

Des résultats aussi positifs autorisent à penser que ce n'est réellement que dans le très-petit nombre de cas où l'émétique à doses extrêmes est retenu trop long-temps dans l'estomac, faute du vomissement brusque et abondant qui succède bientôt à son ingestion, que ce sel, d'ailleurs si justement redouté, peut agir comme poison.

Telle est, en substance, la première partie du Mémoire de M. Magendie : nous allons entretenir la Classe des objets encore plus importans qu'il a traités dans la seconde.

L'auteur s'y est principalement attaché à résoudre, par des expériences, la question de savoir si l'émétique pris à de fortes doses, dont le vomissement trop lent ou trop imparfait n'a pu suffisamment et assez tôt débarrasser l'estomac, déploie son action délétère par l'effet de son contact immédiat avec ce viscère, ou si c'est par suite de son absorption dans le système circulatoire; ou enfin, si l'une et l'autre de ces causes concourent à cette action. Il a commencé par mettre une quantité déterminée d'émétique en rapport avec les diverses surfaces absorbantes, avec la membrane muqueuse de l'intestin grêle et du rectum, avec le péritoine, etc. ; et il a constamment vu survenir, même en assez peu de

temps , le vomissement et des évacuations alvines , comme si l'émétique eût été appliqué
à l'estomac lui-même , qui , selon toutes les
probabilités , n'est *impressionné* que consécu-
tivement à la transmission de ce sel dans le
torrent de la circulation.

L'injection de l'eau émétisée dans le tissu
cellulaire et dans le parenchyme même des
organes , comme M. Magendie l'avoit faite
quelques années auparavant , mais dans d'autres vues , de concert avec M. Delille , a également produit , et presqu'aussi vite , le vomissement et des déjections.

La plèvre seule a paru impassible et étran-
gère à ce phénomène , et dans vingt - quatre
expériences qui ont eu lieu sur un pareil nombre de chiens , l'application de l'émétique
sur cette membrane n'a lâché le ventre qu'à
un ou deux de ces animaux , et n'a donné à
aucun la moindre nausée ; anomalie singulière
dont il est intéressant de chercher la cause.

Injecté dans les veines , à la manière du
professeur Wren-d'Oxford , qui , le premier,
tenta cette expérience en 1666 , et qui eut pour
imitateurs Fabricius , Schmith et Schleger ,
tous trois médecins de Dantzick , non-seulement l'émétique détermine en deux ou trois

minutes le vomissement , et souvent d'autres évacuations presqu'aussi promptes , mais encore on voit résulter de ce procédé de l'ancienne médecine infusoire, une série de symptômes auxquels l'absorption de ce sel , dans un point quelconque de l'économie, donne aussi , quoique rapidement , naissance.

L'un de nous a vu faire cette double expérience sur plusieurs chiens de différente taille : après s'être vidés, ils devenoient chancelans ; le frisson s'emparoit d'eux ; ils respiroient avec difficulté ; ils regardoient tristement leurs flancs ; le râle survenoit , et en deux ou trois heures ils étoient morts. Leurs poumons mis à découvert avoient , chez les plus jeunes , une couleur d'orange , et chez les autres une teinte violacée. En les pressant entre les doigts , au lieu de faire entendre cette sorte de crépitation qui leur est propre tant qu'ils sont sains , ils s'écrasoient comme la substance du foie , et on en exprimoit un sang noir et visqueux.

L'intérieur de l'estomac et du canal intestinal , surtout de la fin et du commencement de celui-ci, offroit l'empreinte évidente d'un premier degré de phlegmasie.

Six ou huit grains d'émétique injectés dans les veines , ou absorbés n'importe par quelle surface , suffisent pour produire ces étranges altérations : quatre ou cinq grains de plus font périr l'animal en une demi-heure , et alors les poumons sont seuls affectés ; trois ou quatre de moins le laissent vivre quelquefois un jour entier ; et dans ce cas , outre l'état pathologique des poumons , on trouve la membrane muqueuse de l'estomac et des intestins , principalement du premier et du dernier , très-rouge , très-tuméfiée , et de plus recouverte d'une couche albumineuse , épaisse et difficile à détacher.

Si on descend à de moindres doses , comme à un grain , l'animal en est à peine dérangé ; mais si , deux jours de suite , il est soumis à la même épreuve , il succombe à la seconde ; et c'est sur l'estomac et sur le duodénum plutôt qu'aux poumons , qu'on rencontre les traces de l'action de l'émétique , qui semble avoir épargné tous les autres organes.

Toutefois M. Magendie croit avoir remarqué que le foie n'est pas toujours à l'abri de cette action. Dans plusieurs expériences , il lui sembloit qu'il avoit changé de couleur et de consistance ; mais dans celles qu'il a bien voulu répéter sous nos yeux , cette circonstance ne s'est pas vérifiée.

Ce sont là les phénomènes qui s'observent après l'absorption de l'émétique dans un lieu quelconque, et après son injection dans les veines. Lorsqu'ayant fait boire de l'eau émétisée à un chien, on lui lie l'œsophage, le même ordre de choses se manifeste, soit pendant le reste de la vie de l'animal, soit quand on l'ouvre après sa mort ; seulement il se développe et s'établit plus lentement ; et si l'estomac s'est trouvé rempli d'alimens au moment de l'expérience, ces particularités mettent encore plus de temps à se montrer, mais elles ne manquent jamais de paroître, et elles existent également dans le peu d'animaux qui meurent après avoir avalé une grande dose d'émétique, et à l'œsophage desquels on n'a pas touché.

D'après des données si positives et des faits si bien constatés, ne devoit-il pas être permis à M. Magendie de penser que les accidens provenant d'une dose extraordinaire de tartrite antimonié de potasse, introduite dans l'estomac, dépendent plutôt de l'absorption de cette substance et de son transport dans le système vasculaire, qu'ils ne sont la suite de son impression directe sur l'estomac lui-même ; cependant, convaincu de la sensibilité propre à ce viscère, il a suspendu son jugement, et

a attendu que des expériences ultérieures lui
fournissent de nouvelles lumières sur ce point
intéressant de physiologie qu'il a entrevu le
premier, et qu'il aura sans doute le mérite
d'avoir enfin éclairci et décidé.

Toujours occupé de l'influence attribuée aux
nerfs de la huitième paire sur les fonctions
des organes respiratoires et sur l'entretien de
la vie, M. Magendie a été curieux de connoître celle qu'ils peuvent exercer sur l'inflammation qui s'empare des poumons à la suite
d'une injection fortement émétisée dans les
veines, ou de l'injection d'une certaine quantité
d'émétique, sans qu'il soit arrivé de prompts
et copieux vomissemens. Après avoir injecté
douze grains dans la jugulaire d'un chien, il
lui coupa l'un de ces nerfs; et l'animal qui devoit, selon les expériences rapportées plus
haut, périr en une demi-heure, ne cessa de
vivre qu'au bout de deux heures. Il les coupa
tous deux à un autre chien à qui il avoit fait
une pareille injection, et celui-ci vécut quelques heures de plus que l'autre. Il est prouvé
que la section des nerfs dont il s'agit est essentiellement mortelle dans tous les animaux qui
en sont pourvus; mais il est très-rare qu'ils
n'y survivent pas quelques jours, tandis que

dans l'expérience avec l'émétique, ils ne pas-
sent jamais trois heures.

Lorsque celui de vos Commissaires devant
qui ont été faites et répétées tant et de si belles
expériences, se présenta pour voir celle de
la ligature en question. M. Magendie choisit
trois chiens d'égale force, et leur injecta dans
la veine jugulaire une quantité égale d'émétique dissous dans deux cuillerées d'eau; il coupa
le nerf de la huitième paire ou le pneumo-gas-
trique, d'un seul côté; il le coupa à l'autre des
deux côtés, et il les laissa intacts chez le troisième. Ce dernier mourut avant les deux autres. Le premier périt ensuite; ce fut le second
qui vécut le plus long-temps : d'où l'on peut
inférer que l'inflammation du poumon, qui
contribue le plus, à ce qu'il paroît, à la mort
de l'animal livré à l'action de l'émétique, est
d'autant plus intense et plus rapide, que l'or-
gane reste plus complètement sous l'empire
de ces nerfs.

Vos Commissaires, habitués à admirer
la patience, la persévérance et la sagacité de
M. Magendie, dans des recherches qu'il sait
rendre profitables à la science, éprouvent une
véritable satisfaction d'avoir à vous faire, sur
son nouveau travail, un rapport aussi avanta-

geux que ceux qui ont eu lieu sur les Mémoires dont il vous a précédemment donné
communication, et ils sont d'avis que ce jeune
et laborieux Médecin a acquis un surcroît de
titres et de droits à l'estime, au bon accueil et
à la bienveillance de la Classe, qui, déjà depuis long-temps, aime à le compter parmi
les savans qui lui apportent, avec le plus d'em-
pressement, le tribut de leurs méditations.

Signé Humboldt, Pinel, Cuvier;
Percy, *Rapporteur.*

La Classe approuve le rapport, et en adopte
les conclusions.

Certifié conforme à l'original.

Le Secrétaire perpétuel chevalier de l'Empire,

G. Cuvier.

9 782019 290627